DU TRAITEMENT

DE LA

MÉTRITE PARENCHYMATEUSE

CHRONIQUE

ET EN PARTICULIER DE L'IGNIPUNCTURE

PAR

GABRIEL DE CLIOU

DOCTEUR EN MÉDECINE

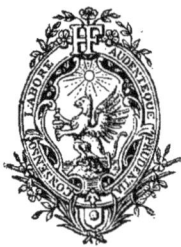

MONTPELLIER

IMPRIMERIE CENTRALE DU MIDI

(HAMELIN FRÈRES)

—

1885

DU TRAITEMENT

DE LA

MÉTRITE PARENCHYMATEUSE

CHRONIQUE

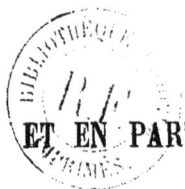

ET EN PARTICULIER DE L'IGNIPUNCTURE

PAR

GABRIEL DE CLIOU

DOCTEUR EN MÉDECINE

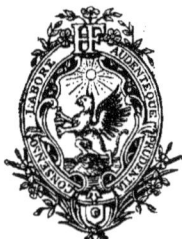

MONTPELLIER

IMPRIMERIE CENTRALE DU MIDI

(HAMELIN FRÈRES)

—

1885

A MON PÈRE

A MA MÈRE

A MA TANTE B. DE CLIOU

A MES SŒURS

A MON BEAU-FRÈRE

G. DE CLIOU.

A MON PRÉSIDENT DE THESE

MONSIEUR LE PROFESSEUR DUBRUEIL

CHEVALIER DE LA LÉGION D'HONNEUR, ETC.

A MONSIEUR LE PROFESSEUR AGRÉGÉ CHALOT

A MES MAITRES DE L'ÉCOLE DE MONTPELLIER

A MES MAITRES DANS LES HOPITAUX D'ARLES

A TOUS MES AMIS

G. DE CLIOU

INTRODUCTION

L'affection que nous allons étudier, dont le caractère principal est une hyperplasie du tissu connectif, et les caractères secondaires la congestion et l'hyperesthésie nerveuse, a souvent occupé les gynécologistes. Dans tous les pays, surtout pendant ces dernières années, on a longuement discuté et écrit sur cette affection, désignée en France sous le nom de métrite parenchymateuse chronique, et en Allemagne sous celui d'hyperplasie aréolaire de l'utérus.

Cet état pathologique est souvent appelé par le praticien peu expérimenté du nom de l'un de ses symptômes : catarrhe utérin, ulcération du col, rétroversion, etc.; mais un observateur plus habile n'hésite pas à voir dans ces divers symptômes les manifestations d'une seule et même maladie, que nous continuerons à appeler métrite parenchymateuse chronique.

Récamier, le premier, étudia sérieusement cette maladie et lui donna ce nom, qui lui est resté depuis, malgré les travaux des histologistes modernes, qui ont démontré qu'un organe pouvait être hypertrophié, congestionné et hyperesthésié, sans pour cela être atteint d'inflammation, mais bien être le siège d'une prolifération excessive des tissus, avec hyperesthésie et congestion.

Aussi peu de chirurgiens donnent-ils actuellement à la métrite le nom d'inflammation ; ce nom même de métrite les offusque, et ils se sont

D   1 évertués à trouver à cet état morbide un nom qui le caractérisât mieux. Lisfranc l'a appelé *engorgement ;* Hodge, *utérus irritable ;* Klob, hyperémie habituelle, ou infarctus ; Bennett, métrite chronique ; Virchow, hyperplasie. C'est ce dernier nom qui semble avoir prévalu.

Comme on le voit, le mot d'inflammation est laissé de côté. « Je suis d'avis, dit Klob (1), qu'il serait préférable de renoncer à ce mot d'inflammation chronique ; car l'induration, qu'on a considérée jusqu'à ce jour comme résultant d'une inflammation parenchymateuse de l'utérus, est constituée par l'hypergénèse diffuse du tissu connectif. » Le docteur Nœggerath (2) n'appliquait ce terme qu'à « l'hypergénèse du tissu cellulaire du corps et du col, survenant pendant l'état puerpéral. » Le docteur Peasle préférait désigner la maladie sous le nom de congestion, « parce qu'elle n'avait aucun des caractères de l'inflammation. » Le docteur Kammerer disait « que l'inflammation chronique du tissu de l'utérus ne se rencontrait jamais en dehors de la puerpéralité, et que ce qui a été décrit jusqu'à ce jour sous ce nom n'était autre chose qu'une hypertrophie du tissu connectif, résultant d'une hyperémie prolongée. »

Cette opinion est aujourd'hui universellement admise par les gynécologistes. Gallard (3) lui-même disait : « On rencontre si rarement des cas de véritable métrite aiguë qui, en se prolongeant, deviennent chroniques, qu'on admet généralement que la maladie est chronique dès le début. »

D'après Gaillard Thomas, « l'hypertrophie aréolaire désignée sous le nom de métrite chronique est une conséquence de la *subinvolution.* » C'est le nom que les auteurs anglais donnent à la maladie dont est atteinte la femme récemment accouchée, et qui est caractérisée par une hyper-

---

(1) Klob, *Diseases of women,* p. 363.
(2) *New-York med. Record,* n° 92, p. 475.
(3) *Leçons cliniques sur les maladie des femmes.* Paris, 1873, p. 371.

trophie considérable de l'utérus. Quand l'organe a diminué de volume et que plusieurs années se sont écoulées depuis l'accouchement ; quand il existe une leucorrhée, un déplacement ou une dégénérescence granuleuse, alors ils appellent la maladie du nom de *métrite chronique.*

Cette affection est très-fréquente, soit qu'elle résulte directement d'une inflammation affectant déjà l'organe (endométrite, déchirure du col, déplacements de l'utérus, etc.), soit qu'elle ait pour cause la grossesse ; car il est incontestable que la nulliparité constitue pour ainsi dire une immunité pour cette affection.

Cet état morbide a souvent pour cause une hyperémie persistante ; mais nous ne croyons pas, comme certains l'ont prétendu, qu'une métrite chronique puerpérale différant de la subinvolution puisse succéder à une métrite puerpérale aiguë.

La durée de la métrite est très-variable. Elle guérit rarement ; on la voit cependant disparaître quelquefois à l'époque de la ménopause. Elle peut affecter la totalité de l'utérus, ou une de ses parties seulement, le col ou le corps.

Le traitement étant le même, et le traitement seul devant nous occuper, nous ne nous arrêterons pas plus longtemps sur ce sujet.

Après avoir exposé sommairement l'anatomie pathologique, nous aborderons le chapitre du traitement, que nous étudierons surtout au point de vue de l'ignipuncture.

Nous donnerons ensuite quelques observations puisées à des sources diverses, et nous terminerons par nos conclusions.

Avant de continuer, qu'il nous soit permis d'adresser nos remerciements à M. le professeur agrégé Chalot, pour ses conseils, et à notre ami le docteur Gerbaud, pour les observations qu'il a eu l'amabilité de nous fournir.

Nous tenons à remercier aussi notre excellent ami le docteur Bergasse, qui s'est gracieusement mis à notre disposition pour les recherches bibliographiques. La facilité avec laquelle il s'exprime en anglais nous a été d'un grand secours pour la traduction des auteurs.

DU TRAITEMENT

DE LA

MÉTRITE PARENCHYMATEUSE

CHRONIQUE

ET EN PARTICULIER DE L'IGNIPUNCTURE

ANATOMIE PATHOLOGIQUE

Les lésions produites par la métrite sont différentes suivant l'époque ou la période dans laquelle on observe la maladie. Aussi est-on d'accord pour admettre deux périodes distinctes dans le développement de la métrite parenchymateuse chronique :

1° Une période d'infiltration ;
2° Une période d'induration.

Dans la période d'infiltration, l'organe est augmenté de volume et d'épaisseur dans toutes ses parties, mais surtout dans le sens vertical et antéro-postérieur. Il se trouve cependant quelquefois des cas où l'hypertrophie porte plus spécialement sur le col et sur une partie du museau de tanche. Le col prend alors une forme particulière, qu'on a appelée col tapiroïde. Les dimensions de l'utérus dépassent rarement la grosseur du poing d'un adulte.

On a cité des cas où l'utérus atteint d'inflammation chronique simple remontait jusqu'à l'ombilic ; mais, comme le dit de Sinéty, ces cas sont si extraordinaires, qu'en l'absence d'un examen histologique complet, on ne doit les admettre qu'avec la plus grande réserve.

La cavité est plus spacieuse qu'à l'état normal, en même temps que l'épaisseur du fond de l'organe augmente. Rarement on a observé une hypertrophie concentrique, et, comme conséquence, une diminution de la cavité utérine.

Au début, on observera une infiltration de sucs dans l'interstice des éléments textulaires; il y a, de plus, infiltration de sucs sous le tissu séreux, et, par suite, facilité à décoller le péritoine, qui est lui-même rouge, injecté, dépoli ou recouvert de fausses membranes.

La muqueuse épaisse présente une coloration rouge ardoisé; elle est hérissée de villosités ou parsemée de granulations et de fongosités. Le col gonflé, entr'ouvert, est le siége d'ulcérations.

Dans la période d'induration, le tissu utérin est plus ferme, grisâtre, moins vasculaire, légèremeut sclérosé et ressemble à du tissu cicatriciel. Il peut s'atrophier insensiblement et acquérir une consistance presque cartilagineuse.

Si l'on fait une coupe de l'utérus, on le sent crier sous le scapel, et l'on voit le peu de richesse vasculaire des tissus par la couleur blanchâtre de la coupe.

Si maintenant on vient à examiner histologiquement les tissus, on trouvera que la première période débute par une congestion susceptible d'entraîner des hémorrhagies interstitielles. Les vaisseaux sont distendus et gorgés de globules sanguins; de nombreux éléments embryonnaires les entourent, et c'est là la lésion dominante de cette période.

On ne sait encore si ces éléments donneront naissance à du tissu musculaire ou fibreux. Les histologistes ne sont pas d'accord sur cette question.

M. de Sinéty, qui a examiné de nombreuses préparations histologiques, a constaté d'abord une dilatation considérable des espaces lymphatiques, une hyperplasie du tissu conjonctif qui entoure les vaisseaux lymphatiques, hyperplasie qui diminue leur calibre, au point de les oblitérer en maints endroits.

« Ce tissu conjonctif, continue le même auteur, était un véritable tissu fibreux, pauvre en éléments cellulaires. On voyait, en outre, que les faisceaux de muscles lisses étaient conservés, et tranchaient, par leur teinte rose, sur le fond presque incolore formé par le tissu conjonctif. Cependant on pourrait affirmer que les faisceaux musculaires existaient en quantité notable, et que les fibres qui les composaient ne paraissaient nullement altérées, ni dans leur structure, ni dans leur dimension. »

Pour Virchow, la métrite parenchymateuse est une hyperplasie du tissu fibro-musculaire utérin.

Pour Fœrster, tous les éléments prennent part à l'hypertrophie de l'utérus, et sa structure reste à peu près la même. Le tissu musculaire seul est atteint d'hyperplasie, dit Finn.

Gallard, Rokitanski, Kiwisch, soutiennent que c'est à la production de tissu conjonctif qu'elle est uniquement due.

Nous terminons en nous demandant, avec M. de Sinéty, « d'où vient cette divergence d'opinions existant parmi tant d'observateurs de mérite ? Est-elle due à ce que la distinction entre les muscles lisses et le tissu conjonctif est souvent difficile, ou à ce que les altérations anatomiques varient suivant les cas ? Les deux hypothèses sont possibles. »

SYMPTOMATOLOGIE

Ce qui frappe le plus l'observateur dans la métrite chronique, c'est une particularité importante commune aussi à la métrite aiguë ; je veux parler du retentissement de la maladie sur l'économie tout entière. La prédominance des symptômes généraux est telle, quelquefois, qu'il peut en résulter pour les malades des méprises sur le siége et la nature de leur maladie.

On peut diviser les symptômes en deux groupes : les troubles fonctionnels et les altérations organiques.

Nous trouvons toujours la douleur dans les lombes, l'hypogastre et la fosse iliaque gauche. Bien que constante, elle se présente avec divers caractères : tantôt, c'est une simple sensation de pesanteur et de plénitude dans le bassin, augmentant par la marche ou le coït ; tantôt c'est une douleur véritable, occupant surtout les lombes, les cuisses, l'hypogastre. Ces douleurs se rattachent aux tiraillements et aux compressions que l'utérus, gonflé, exerce sur les plexus nerveux du voisinage.

L'époque des règles est toujours marquée par une exacerbation notable. La douleur s'exaspère par la constipation, par la plénitude du rectum, de la vessie. Elle persiste dans le bas-ventre, et surtout dan-la région utérine, où elle s'accompagne d'une chaleur incommode, sous vent étendue jusqu'à la vulve, avec prurit vulvaire.

Qu'on y ajoute l'anorexie, la dyspepsie, la céphalalgie, le météorisme, la constipation opiniâtre, la marche pénible, les troubles de la miction, le ténesme vésical, les changements de caractère de l'urine, qui devient épaisse et uratique, et l'on aura une idée des troubles variables liés à la métrite.

Quelquefois il y a de la sécheresse à la vulve et dans le vagin ; le plus souvent, il y a de la leucorrhée. Celle-ci peut être abondante, muco-so-purulente ou tout à fait purulente. Quelquefois elle est accompagnée de vaginite. L'écoulement vaginal est tantôt blanchâtre, lactescent, acide, renfermant de nombreuses cellules épithéliales et un microzoaire appelé *trichomonas vaginalis ;* tantôt il est visqueux, épais et filant ; souvent enfin il est mélangé de pus.

Tous ces liquides exhalent une mauvaise odeur, qui se rapproche de celle du cancer.

Les menstrues, d'abord moins abondantes et peu prolongées, reparaissent plus tard à des intervalles irréguliers, quelquefois très-éloignés ; bien souvent aussi il existe de nombreuses métrorrhagies, qui sont plus ou moins abondantes suivant la part prise dans la métrite chronique par l'inflammation de la muqueuse. Si la métrite parenchymateuse domine, il y a peu d'hémorrhagies.

Rapidement les femmes présentent les symptômes de la chloro-anémie; ce sont des névralgies diverses, crampes d'estomac, maux de tête, points de côté. Les malades sont étonnées, après être venues consulter le médecin sur ces différentes maladies, d'apprendre que les phénomènes qui les tourmentent depuis tant de mois ne sont autre chose que des symptômes d'une métrite chronique.

Ce sont des troubles dyspeptiques, un appétit capricieux, parfois des nausées et des vomissements; le ventre est souvent distendu par des gaz.

On trouve encore des palpitations cardiaques, des troubles vasculaires. Ces troubles digestifs, circulatoires et nerveux, amènent rapidement l'appauvrissement du sang, et à la fois l'anémie, la chloro-anémie et l'affaiblissement plus ou moins prononcé des malades.

Enfin nous pouvons, par le toucher, le spéculum ou la sonde utérine, apprécier certaines altérations organiques liées intimement à la métrite chronique parenchymateuse.

L'exploration bimanuelle permet de reconnaître l'augmentation de volume de l'organe, un léger degré d'abaissement et les déviations. — Le col est sensible à la pression : en imprimant, avec le doigt indicateur introduit dans le vagin et appuyant sur le col, des mouvements d'élévation ou de bascule à l'utérus, on éveille souvent des douleurs. Le col est gros, déformé ; il ressemble à un cône à base inférieure, ses lèvres entr'ouvertes laissent entre elles un espace dans lequel le doigt s'engage librement ; elles présentent des saillies et des bosselures qui n'offrent jamais la friabilité des bosselures cancéreuses. Chez la fille vierge, quoique tuméfié, le col conserve à peu de chose près sa forme conique, et, même lorsque l'inflammation ne l'atteint pas, il ne participe pas du tout à l'augmentation de volume du reste de l'organe, de sorte qu'à la seule inspection on pourrait se méprendre sur l'état réel du reste de l'utérus.

L'orifice dilaté forme en quelque sorte une hernie plus prononcée sur la lèvre antérieure ; il s'en écoule un liquide purulent. L'atrésie n'est pas rare dans les dernières périodes. De plus, le col est déplacé, souvent abaissé et dirigé en arrière, car l'augmentation de volume de la matrice fait basculer son corps en avant. On peut aussi constater que l'utérus a augmenté de volume, mais qu'il a conservé sa mobilité.

Le spéculum permet de constater *de visu* les ulcérations dont le col est le siége. Le cathétérisme utérin sert à compléter le diagnostic. Il mesure l'augmentation de volume, la longueur de l'utérus, l'augmentation de capacité de cet organe ; il donne une idée de la facilité de la muqueuse à saigner, car il est souvent accompagné d'hémorrhagie légère.

La présence de végétations peut gêner ou empêcher la progression de la sonde ; dans tout les cas, on ne doit pratiquer le cathétérisme qu'avec une extrême prudence.

TRAITEMENT

L'hyperplasie aréolaire de l'utérus, ou métrite parenchymateuse chronique, se complique souvent d'états morbides qu'il est important de rechercher et de combattre.

Les principales complications sont : la déchirure du col, les déplacements de l'utérus, la vaginite, la péritonite, les ulcérations, etc.

On doit, avant d'instituer le traitement de l'affection qui nous occupe, traiter ces complications ; sans cela on n'arrivera à aucun résultat.

La déchirure du col est une des causes les plus fréquentes de l'hyperplasie aréolaire. Il faudra donc s'assurer par un examen attentif si cette lésion existe ou non. Son existence est difficile à constater ; souvent aussi la laisse-t-on passer inaperçue. Une fois constatée, on avive les lèvres de la plaie, et l'on met deux ou trois points de suture.

Dans les cas de déplacements, il faut d'abord, si c'est possible, remettre l'utérus à sa place, puis l'y maintenir à l'aide d'un pessaire. On pourra même employer l'électricité pour redonner aux fibres utérines assez de tonicité pour qu'elles puissent demeurer en place après la réduction.

Toute inflammation devra être combattue par les antiphlogistiques et les émollients. En un mot, on devra appliquer à chacune des complications le traitement qui lui convient.

Parmi ces complications, il en est une, très-fréquente, et qui est plutôt une de ses manifestations, un de ses symptômes, qu'une de ses complications : nous voulons parler de l'ulcération. La muqueuse est constituée à l'état normal par des papilles conjonctives et vasculaires, recouvertes d'un épithélium pavimenteux et stratifié. Si cet épithélium se desquame, on a alors les érosions simples.

Aran croit qu'on peut ne pas les traiter et les laisser disparaître seu - les. Nous conseillons pourtant de faire des injections astringentes (roses de Provins, écorce de chêne). Si les papilles de la membrane muqueuse s'hypertrophient, on voit apparaître de petites élevures auxquelles on a donné le nom de bourgeons charnus ou granulations. Ces granulations siégent sur le museau de tanche, près de l'orifice externe ; quelquefois elles pénètrent dans le canal červical ; mais jamais elles ne franchissent l'orifice interne pour gagner la cavité utérine (Ch. Robin). Ces granulations sont d'un rouge foncé, qui tranche avec la nuance rosée des parties saines. Elles peuvent exister sans les ulcérations. Récamier, pour les enlever, se servait d'une curette. Il comparait les fongosités qu'il ramenait à un détritus de placenta. La cautérisation les fait disparaître encore plus sûrement que tout autre traitement.

Si enfin la substance des éléments anatomiques du tisssu sous-jacent subit ce qu'on appelle la *liquéfaction graduelle*, laquelle engendre une *perte de substance* de ce tissu, alors on a l'ulcération proprement dite, qui peut être fongueuse, granuleuse, etc.

Courty admettait trois variétés : les ulcérations, les ulcères et les exulcérations.

Contre les ulcérations on emploiera des caustiques assez énergiques : nitrate d'argent, qui détermine une eschare peu épaisse, qui est éliminée en quatre ou cinq jours ; on est obligé de répéter plusieurs fois cette opération. L'iodoforme a aussi été employé. Le nitrate acide de mercure, le perchlorure de fer, la teinture d'iode, peuvent être mis en usage pour la cautérisation des ulcérations ; mais on doit se persuader que l'action de tous ces caustiques est nulle, ou à peu près, quand il s'agit de traiter l'hyperplasie de l'utérus.

Une fois qu'il a fait disparaître les complications, le médecin s'attaque alors à la maladie proprement dite. Nous allons voir quels sont les moyens dont il dispose ; nous passerons ensuite rapidement en revue les divers traitements employés, et nous terminerons par celui qui doit nous occuper plus particulièrement, c'est-à-dire, par l'ignipuncture.

L'utérus atteint d'hyperplasie simple, si l'on peut s'exprimer ainsi, c'est-à-dire sans complications, est, comme nous l'avons dit, augmenté de volume et de poids ; les tissus sont engorgés, les nerfs hyperesthésiés. La première indication sera donc de faire disparaître la congestion, de combattre l'hyperesthésie nerveuse, de rétablir, en un mot, le fonctionnement, et du système circulatoire, d'où dépend la congestion, et du sytème nerveux, d'où dépend l'hyperesthésie.

Mais, comme nous l'avons dit au début de notre travail, la métrite est due à deux ordres de causes : les unes occasionnelles, les autres prédisposantes. Il faudra donc, pour traiter les causes prédisposantes (les causes occasionnelles pouvant être assimilées aux complications), instituer un traitement général. L'anémie est une cause très-fréquente de métrite, les anémiques ayant une force de résistance moindre, quand une cause occasionnelle vient à produire la métrite ; aussi doit-on soigner particulièrement le régime, qui doit être nutritif, substantiel, réparateur, mais non excitant. Pendant la période d'hypertrophie, on pourra avec avantage employer le seigle ergoté, afin de diminuer l'hyperémie.

Le docteur Sancho (1) en a traité et guéri une par l'ergotine Bonjean. « L'action de cette substance est très-avantageuse, dit-il, en raison de l'action excessivement tonique qu'elle exerce sur les fibres lisses des vaisseaux de l'utérus, dans la cure de cette affection. Il faut associer à son emploi l'usage de l'hydrothérapie. »

Les grands bains, ou seulement les bains de siége, tièdes, prolongés pendant 25 ou 30 minutes, sont un excellent sédatif et calment les douleurs et l'excitation nerveuse. On peut même joindre une action locale à l'action générale des bains, en conseillant à la malade de s'introduire dans le vagin, quand elle est dans l'eau, un spéculum à bains, c'est-à-dire un spéculum formé de tiges minces, qui permettent à l'eau d'agir sur les parois du vagin en même temps que sur le col. Certaines

(1) Société espagnole de gynécologie. Séance du 12 mars 1884. (*Annales de gynécologie*).

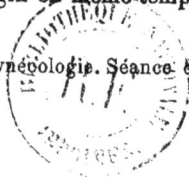

sources d'eaux minérales ont une action incontestable, quoique inexpliquée, sur le traitement des métrites chroniques. Les plus connues sont : Cauterets (source du petit St—Sauveur), Marienbad, Kissingen, Kreuznach, Baréges. Durand-Fardel, dans son livre sur le traitement de la métrite chronique, recommande surtout Saint-Sauveur. « Les eaux de Saint-Sauveur sont des eaux utérines, a dit Bordeu. » A la suite du traitement par ces eaux, on voit souvent se former un flux leucorrhéique particulier, qui amène une grande amélioration dans l'état des métrites chroniques.

Mais, avant d'ordonner les eaux, il faut s'assurer que la métrite est peu ou pas douloureuse ; car, dans les métrites douloureuses, les eaux minérales trop actives sont contre—indiquées, et le médecin doit agir avec la plus grande circonspection.

L'exercice et le grand air, le changement de climat, doivent être pour beaucoup dans les résultats donnés par ces eaux. Nous avons dit « l'exercice » ; nous voulons parler d'un exercice modéré, proportionné aux forces de la malade et à la nature de la maladie ; car il est certains cas où le médecin doit prescrire même le repos au lit, surtout aux époques menstruelles.

Une ceinture abdominale est utile pour soutenir les vêtements et empêcher qu'ils ne pressent sur les intestins et sur le fond de l'utérus, qui, augmenté de poids, tend à s'abaisser.

Cet abaissement relâche les ligaments, tend à changer l'axe de l'utérus et favorise la rétroflexion. Pendant un certain temps, il y a tendance au prolapsus et à la rétroflexion, et cet état continue jusqu'à ce que la descente du col soit arrêtée par les ligaments utéro-sacrés. Alors il y a incurvation du corps de l'utérus, les tissus de l'organe cèdent au niveau de l'orifice interne, et la rétroflexion a lieu. C'est ce qui explique pourquoi, à la suite de l'hyperplasie aréolaire, la rétroflexion est aussi fréquente que l'antéflexion ; tandis que, quand il n'a pas pour cause l'hypertrophie, le déplacement de l'utérus en arrière est bien moins fréquent que le déplacement en avant. L'usage de la ceinture abdominale diminuera le nombre des cas de prolapsus.

Le coït ne doit être pratiqué qu'avec la plus grande modération, à cause de l'hyperémie congestive qui en résulte ; car, ainsi que l'a dit Rouget (1), « l'utérus est un organe érectile aussi richement pourvu de vaisseaux que les autres tissus érectiles, et sujet à des congestions physiologiques intenses. »

Les émissions sanguines ont été employées par Lisfranc et Nonat, qui pratiquaient la saignée générale. Ce dernier (2), dans son Traité des maladies de l'utérus, dit : « Il faut toujours commencer le traitement de la métrite chronique par une saignée générale. » Nous ne partageons pas cette manière de voir, qui d'ailleurs est aujourd'hui complétement abandonnée. Les saignées locales, faites à l'aide de scarifications sur la col, doivent même être évitées, autant que possible, tant à cause de la douleur qu'elles déterminent, que de leur peu d'efficacité, quand elles sont employées seules, sans être suivies d'une cautérisation punctiforme.

On a essayé à l'intérieur le tartre stibié, le calomel, dont les effets ont été tour à tour vantés et contestés. On a encore administré les purgatifs, qui, outre leur action révulsive, ont l'avantage de combattre la constipation opiniâtre qui afflige les malades atteintes de métrite chronique. Les révulsifs cutanés, les frictions avec l'onguent napolitain, les pommades à l'iodure de plomb et à l'iodure de potassium, les badigeonnages avec la teinture d'iode, les frictions avec l'huile de croton tiglium, les vésicatoires réitérés : tous ces révulsifs, disons-nous, ont une action plus ou moins efficace sur la maladie qui nous occupe, et c'est au médecin de juger de leur opportunité, et d'en ordonner l'application selon le tempérament ou la constitution du sujet.

Avant de passer en revue les divers traitements locaux employés contre la métrite parenchymateuse chronique, nous tenons à donner notre avis sur eux tous en général. Il est absolument conforme à celui du docteur Schwarz (3) ; aussi répétons-nous ses propres paroles : « La plupart des moyens autres (que l'excision ou l'ignipuncture du col),

(1) Rouget, *Recherches sur les organes érectiles de la femme.*
(2) Nonat, *Traité pratique des maladies de l'utérus.* Paris, 1860.
(3) Schwarz, *Centralblatt für Gynœkologie* (Juli 1885.)

employés dans le traitement de la métrite chronique et de ses complications, — tels que bains, tampons de glycérine ou d'iodoglycérine, injections chaudes et médicamenteuses dans l'utérus et dans le vagin,
badigeonnages de la portion vaginale avec la teinture d'iode, cautérisations au nitrate d'argent ou autres sels minéraux, cautérisations superficielles de la muqueuse hypertrophiée avec le fer rouge, etc., dilatation au moyen des tubes-éponges et de la laminaria fusca, scarifications
répétées de la portion vaginale, etc., — ne donnent que des résultats
médiocres et bien passagers. »

Aussi ne nous arrêterons-nous pas à décrire longuement ces traitements, abandonnés aujourd'hui de presque tous les gynécologistes.

Nous avons dit un mot déjà des émissions sanguines. Nous avons conseillé de ne pas user de ce mode de traitement, de la saignée générale
surtout ; cependant la saignée locale peut avoir des avantages au début
de la maladie, car à la fin de la deuxième période elle est inutile. Il
est à peu près indifférent d'employer les ventouses, les sangsues ou les
scarifications.

Si l'on se sert de sangsues (trois ou quatre suffisent ordinairement),
il ne faut pas oublier de les compter en les retirant, car on en a vu pénétrer dans le col. Pour obvier à cet inconvénient, on a la précaution d'ob-
turer l'orifice cervical avec un petit tampon de coton, auquel on atta-
che un fil pour le retirer plus facilement.

Les émissions sanguines locales, à moins qu'il n'y ait aménorrhée, ne
doivent pas dépasser 30 à 35 grammes chaque fois.

On doit pratiquer ces émissions sanguines de préférence pendant
les quelques jours qui précèdent l'apparition des règles.

Une fois la saignée terminée, on enlève le sang et on applique une
petite éponge sur le col, afin d'empêcher la formation de nouveaux
caillots.

On pourra employer les injections vaginales émollientes ; mais, pour
qu'elles aient quelque efficacité, il faudra les continuer pendant plusieurs
septénaires. On fera bien d'associer à ce mode de traitement externe
une médication émolliente interne. Quoiqu'il n'y ait pas de symptômes
d'acuité, on peut très-bien commencer ainsi le traitement de la métrite
chronique.

On se servira pour ces injections ou bien d'eau chaude ou tiède, ou d'eau additionnée de glycérine (30 grammes par litre), d'amidon, etc., selon les cas.

Quant à l'injecteur ou à l'irrigateur, on n'a que l'embarras du choix : seringue de Ricord, seringue d'Higginson, de Matson ; appareil d'Éguisier, irrigateur double de Maisonneuve, etc.

Si les injections vaginales sont excellentes, il n'en est pas de même des injections intra-utérines. On doit les proscrire, ainsi que les crayons intra-utérins. « Les injections peuvent tuer, dit le Dr Tenneson, et les crayons, quand ils ne fondent pas assez vite, provoquent des accès de coliques utérines auxquelles un médecin ne s'expose pas deux fois. Les badigeonnages n'ont jamais d'inconvénients quand on observe les règles de leur emploi. » Il y a deux contre-indications principales : 1° les métrites ; 2° les poussées aiguës, congestives ou inflammatoires, qui traversent si souvent le cours de la métrite chronique et qui réclament la médication émolliente dont nous avons parlé tout à l'heure : repos, bains tièdes et émollients avec injections vaginales ; laxatifs répétés.

Que n'a-t-on pas employé dans le but de déterminer sur l'utérus atteint d'hyperplasie aréolaire une révulsion capable de provoquer la résorption ou l'élimination des produits plastiques déposés et organisés dans son tissu ?

Le crayon de nitrate d'argent à demeure a été préconisé. Nous avons cité à ce sujet l'opinion du Dr Tenneson : nous n'y reviendrons pas.

Le collodion cantharidé aurait donné, paraît-il, d'assez bons résultats à Aran. Voici comment il procédait. Après avoir appliqué un large spéculum qui embrassait bien le col, il débarrassait bien celui-ci de toutes les mucosités qui s'y trouvaient, à l'aide d'un tampon d'ouate. Il appliquait alors sur la surface du col deux ou trois couches de collodion cantharidé, et laissait le tout exposé à l'air pendant deux ou trois minutes.

Au bout de dix à douze heures apparaissaient les phénomènes de la vésication : la couche épithéliale qui recouvre le col était enlevée, et il survenait un écoulement séreux. La malade était tenue au repos pendant quelques jours.

D   3

Mais il nous semble bien difficile que cette méthode ne détermine pas de la cystite et de la vaginite.

La teinture d'iode appliquée à l'aide d'un petit pinceau est l'agent de la médication altérante qui a été le plus employé. Après chaque application on introduit un morceau de coton imbibé de glycérine ; on a soin d'entourer le tampon d'un fil qu'on laisse pendre au dehors, afin que la malade puisse le retirer elle-même.

Certains auteurs trouvent ce mode de traitement peu énergique ; cependant nous avons pu constater, pendant notre séjour à l'Hôtel-Dieu d'Arles, les bons effets par lui produits sur deux malades attein tes de métrite chronique du col. Sa durée considérable est un de ses inconvénients.

Nous mentionnons seulement en passant, et en leur accordant l'importance et le crédit qu'ils méritent, les effets prodigieux obtenus par le docteur américain Ludlam, dans le traitement de la métrite chronique, par la 12ᵉ dilution de *sulphur*, et la 18ᵉ dilution de *carbo vegetalis*.

Nous allons nous étendre un peu plus longuement sur une opération pratiquée surtout par les docteurs américains, et dont s'étaient engoués la plupart des chirurgiens français et allemands. Cette opération, actuellement à peu près détrônée par l'ignipuncture, a été pratiquée avec succès et, d'après les statistiques, ne paraît pas offrir de grands dangers : nous voulons parler de l'amputation du col dans les cas d'hyperplasie rebelle, alors que l'augmentation de volume de cet organe peut engendrer des désordres graves.

L'amputation totale n'est même pas nécessaire : on peut se contenter de pratiquer l'*excision cunéiforme ;* c'est-à-dire enlever une petite quantité de tissus (en forme de coin), dont la surface saignante se cicatrice lentement et spontanément par bourgeonnement, en produisant un certain degré de contraction dans les tissus. On peut amputer le col avec l'instrument tranchant, par l'écrasement linéaire ou la ligature extemporanée, par la galvanocaustie. Cette méthode, chaleureusement adoptée par Schröder, a été surtout pratiquée en Amérique et en Allemagne. Schwarz, Spiegelberg, Prochownick, ont longtemps préconisé l'excision, mais semblent lui préférer actuellement, nous le répétons, l'ignipuncture,

Ce dernier auteur se prononce nettement dans ce sens (1). Néanmoins cette opération a encore ses partisans. Schwarz, dont nous avons déjà parlé, dit à ce propos : « Le principal succès de cette opération consiste, non pas dans l'ablation d'une partie plus ou moins étendue de la muqueuse malade ou dans la diminution de la portion vaginale de l'utérus, mais principalement en ce qu'elle provoque une involution forte et générale de cet organe hypertrophié et hyperémié. Par l'excision, on ouvre un grand nombre d'artères et de veines anormalement développées, et on produit ainsi un dégorgement non-seulement local, mais qui intéresse la totalité de l'utérus : d'où résulte sa rétraction. »

Après cette opération, il arrive de constater quelquefois que la rétraction de l'utérus est tellement puissante, que l'organe subit une véritable atrophie. Il devient petit, dur, cirrhotique, et la menstruation, qui était auparavant très-abondante, ne se fait plus que faiblement et à de grands intervalles, et parfois même s'arrête complétement avant l'époque ordinaire de la ménopause. De la sorte, la maladie primitive est supprimée, mais à sa place survient souvent une autre maladie non moins grave. Mais, dans la plupart des cas, les résultats de cette opération sont excellents, attendu qu'elle amène presque toujours une amélioration notable et constante.

Sims a même perfectionné cette opération et rendu plus rapide la cicatrisation, en ramenant la muqueuse sur la plaie et en la réunissant par des sutures.

Les accidents à redouter, à la suite de l'excision ou de l'amputation du col, sont : des hémorrhagies primitives ou secondaires, une péritonite et le tétanos. Mais, nous le répétons, ces dangers semblent rares, si l'on en croit les statistiques : Lisfranc n'a eu que deux décès sur 99 cas d'amputation ; Huguier, aucun sur 13 cas ; Sims, un seul sur 50 cas.

Byrne, de Brooklyn, n'a jamais eu d'accidents, quoiqu'il ait pratiqué cette opération un grand nombre de fois ; Gaillard Thomas a fait vingt fois l'amputation, et l'a toujours réussie : « J'ampute le col

(1) *Archiv. für Gynœkologie*, 1884.

comme j'amputerais les amygdales, disait-il.» Et en effet, dans l'hyperplasie aréolaire des amygdales, la section d'une partie de l'organe provoque l'atrophie de l'autre partie. Cette opération, d'ailleurs, avait été
pratiquée, et avec succès, à une époque où l'on ne possédait pas les
moyens antiseptiques que nous possédons, par Osiander, Dupuytren,
Récamier et autres.

Cependant Schwarz, qui semble plus franc que ses confrères d'Amérique, après avoir parlé de l'excision cunéiforme en terme élogieux, ne
dissimule pas qu'elle peut offrir des dangers : « Elle n'est pas, dit-il,
sans avoir certains inconvénients : d'abord elle exige un sommeil nar-
cotique prolongé ; parfois elle produit des hémorrhagies considérables ;
de sorte que les personnes anémiques ou très-nerveuses, ou celles dont
les forces assimilatrices sont très-faibles, ont besoin de beaucoup de
temps pour se remettre des suites de cette opération. Ensuite la septi -
cémie, quoique rare, a été constatée dans certains cas, et les opérateurs
les plus habiles, et les plus fervents partisans des moyens antiseptiques
ont dû enregistrer quand même des cas de mortalité en la pratiquant. »

Comme on le voit, l'amputation du col, partielle ou totale, n'est pas
aussi inoffensive que l'affirment les chirurgiens cités plus haut.

De la Cautérisation ignée, et en particulier de l'Ignipuncture

Nous arrivons enfin au traitement par la cautérisation ignée, sur
laquelle nous insisterons particulièrement.

Nous n'avons pas à faire l'historique de cette cautérisation, employée
comme traitement des maladies de la matrice. Nous n'avons pas à rechercher si c'est bien réellement Celse qui, le premier, a préconisé le
fer rouge contre les fongus de l'utérus, ou s'il faut parcourir plusieurs
siècles et arriver jusqu'au baron Larrey pour voir le fer rouge employé contre les ulcères du col de l'utérus. Nous dirons seulement en
passant que l'emploi du cautère à boule, employé par Jobert (de Lamballe), nous parait excellent dans le traitement des ulcérations du col.

Mais cette cautérisation du col de l'utérus, pratiquée soit avec le' cautère à boule, soit avec le cautère Paquelin, qu'elle fût inhérente, transcurrente ou objective, était révulsive surtout et destructive. C'est à M. le professeur Richet, en 1847, que revient l'honneur d'avoir imaginé une méthode qui, à l'action destructive et révulsive de l'ancienne cautérisation, a ajouté une action modificatrice ; cette méthode c'est l'ignipuncture. Ignipuncturer, c'est introduire dans les tissus vivants une pointe de métal effilée et chauffée au rouge cerise, afin de déterminer une action substitutive très-peu destructive, mais surtout limitante et éliminatrice. Son emploi dans les maladies de la matrice est de date récente, et le premier travail dans lequel il soit question de l'application de l'ignipuncture aux affections utérines est celui du Dr Trapenard, qui, dans son travail inaugural (1), a émis l'idée qu'on pourrait se servir de ce genre spécial de cautérisation dans le traitement de certains allongements hypertrophiques du col utérin.

Mais le premier travail vraiment sérieux paru sur ce sujet est celui de M. le professeur Courty en 1876, au Congrès de l'Association pour l'avancement des sciences tenu à Clermont. D'après le Dr Caron, MM. Gallard et Siredey l'employaient dans leurs services bien longtemps avant cette communication.

D'après le docteur Gonzalis, le docteur Chéron, médecin à St-Lazare, l'employait aussi longtemps avant. Quoi qu'il en soit, ce mode de cautérisation s'est rapidement répandu, et aujourd'hui, presque partout, tant en France qu'en Allemagne et en Amérique, on substitue l'ignipuncture à tous les autres traitements employés jusqu'ici contre l'hyperplasie aréolaire de l'utérus. Mais, pour ignipuncturer, il faut suivre certains préceptes, tenir compte des indications et des contre-indications, et surtout prendre certaines précautions avant et après la cautérisation, qui feront que cette opération sera tout à fait sans danger.

---

(1) Dr Trapenard, de l'Ignipuncture, 1873.

Indications et contre-indications de l'ignipuncture

Dans la métrite parenchymateuse chronique, qu'elle soit ou non accompagnée d'ulcérations, on doit intervenir avec le thermo-cautère et pratiquer l'ignipuncture.

Mais peut-on ignipuncturer indistinctement dans la première ou la deuxième période de la maladie ? Non. Dans la première période, ainsi que nous l'avons dit au chapitre d'Anatomie pathologique, le tissu utérin est mou, gorgé de sang ; les vaisseaux sont distendus, la muqueuse est épaissie, et l'on trouve un grand nombre d'éléments embryonnaires dans l'épaisseur de ce tissu : c'est la période de ramollissement ou d'infiltration. En pratiquant l'ignipuncture, on s'exposerait à voir l'inflammation se propager au tissu cellulaire péri-utérin, à la trompe, à l'ovaire, au péritoine, ou bien à avoir des hémorrhagies qui pourraient entraîner la mort de la malade. Donc, contre-indication d'agir par les pointes de feu dans la première période de la métrite parenchymateuse chronique, si ce n'est tout à fait à la fin, alors que l'hyperémie et le ramollissement ont à peu près complétement disparu, que l'inflammation a cessé, que le parenchyme devient plus dur, plus résistant, rappelant les caractères du tissu cicatriciel, quand l'utérus n'a plus sa coloration livide et est devenu pàle et jaunâtre.

C'est donc surtout dans la deuxième période que l'on doit employer ce mode de traitement; mais encore, dans cette période, doit-on agir avec discernement. Si l'utérus était gravide (fait très-rare, car presque toujours la métrite chronique est une cause de stérilité) (1), on devrait s'abstenir de cautériser, à moins que la grossesse ne soit pas avancée. « En prenant des précautions, dit Courty (2) dans son *Traité des maladies de l'utérus*, on peut cautériser le museau de tanche même pendant la grossesse. Il y a plus de vingt-cinq ans que j'ai pratiqué cette opéra-

(1) Paul Mundé (de New-York), *Traitement et curabilité de la métrite chronique* (*Annales de gynécologie*, 1883).

(2) Courty, *Traité des maladies de l'utérus.*

tion, et, depuis lors, avec un succès constant. Il est bien entendu que l'on ne doit pas porter le fer rouge sur le col utérin chez une femme enceinte, lorsqu'il y a de simples granulations qui ne dépassent pas les limites que cet état morbide revêt assez souvent pendant la grossesse, et qui ne peuvent inspirer par l'absence d'accidents antérieurs la crainte d'un avortement. Mais, dans le cas contraire, on peut cautériser avec le fer rouge le col de l'utérus, chez les femmes enceintes, lorsque cet organe est malade. Cette opération peut être pratiquée à diverses époques de la grossesse, depuis la fin du premier mois jusque vers la fin du sixième.

Elle n'est accompagnée d'aucune douleur et ne détermine aucun accident pendant la grossesse, comme hors de l'état de gestation. On ne doit pas craindre de provoquer l'avortement ; au contraire, un des résultats les plus avantageux de la cautérisation, dans ce cas, est d'augmenter les chances qni peuvent faire éviter cet accident. »

On ne devrait s'abstenir de cautériser que s'il existait une complication inflammatoire, telle que vaginite, périmétrite, endométrite, etc.

« Je ne connais, dit l'auteur que nous venons de citer, qu'une seule contre-indication à la cautérisation par le fer rouge, comme par les caustiques : c'est l'existence bien constatée de l'inflammation, même de l'inflammation péri-utérine. » Puis, plus loin : « Il serait extrêmement imprudent de cautériser surtout *intùs*, dans le cas de métrite parenchymateuse... Il faut que la métrite ait, pour ainsi dire, perdu par la chronicité son caractère inflammatoire, pour ne plus conserver que le caractère congestif ou hypertrophique... pour qu'on puisse se risquer à cautériser. » Ce qui revient à dire qu'on ne doit ignipuncturer que dans la deuxième période, c'est-à-dire dans la période d'induration, et s'il n'y a pas d'inflammation des organes voisins. Dans le cas où il y en aurait, il faudrait d'abord, avant d'employer l'ignipuncture, agir comme nous l'avons indiqué pour les autres traitements, c'est-à-dire commencer par traiter les complications.

Action physiologique et effets thérapeutiques

Quand on pratique l'ignipuncture, il semble tout d'abord que la pointe rougie, en pénétrant dans le tissu du col utérin, doive causer une douleur très-vive. Il n'en est rien : à peine si la femme éprouve une légère sensation de chaleur s'irradiant vers l'abdomen. Non-seulement l'administration de pointes de fer n'est pas douloureuse, mais encore elle ne présente aucun danger. « Cela tient, dit Courty, à ce qu'habituellement la cautérisation porte sur des tissus exubérants, hypertrophiques, tels qu'il s'en produit si facilement dans un organe dont la composition anatomique et la nature physiologique sont d'être toujours en instance d'organisation. L'excédant, en quelque sorte, est seul détruit par le caustique; le tissu propre de l'organe n'est pas atteint. »

Une autre raison est celle-ci : L'état physiologique dans lequel se trouve continuellement l'utérus, et qui l'assimile en quelque façon aux organes en train de se développer, facilite singulièrement pour lui les réparations des tissus. Aussi est-il quelquefois difficile d'apercevoir la moindre trace de cicatrice après la cautérisation. Donc l'opération n'est ni douloureuse, ni dangereuse.

Quant à l'action physiologique, elle consiste surtout dans la modification des tissus. La cautérisation au cautère ordinaire a une action destructive considérable, l'ignipuncture a une action plus limitée. Quand on introduit une pointe ignée dans le tissu utérin, on détruit les parties que l'on traverse, et l'on provoque une révulsion sur les parties profondes. Mais l'action la plus importante de l'ignipuncture, c'est l'action modificatrice. Les pointes de feu, en pénétrant dans les tissus, y produisent des trajets multiples, dont les parois sont plus ou moins profondément atteintes. Une eschare se produit, autour de laquelle se développe une inflammation nouvelle, d'une nature différente de celle qui affectait le tissu utérin : inflammation aiguë, si nous pouvons nous exprimer ainsi, qui succède à l'inflammation chronique, dont l'évolution sera rapide et tendra à amener la résolution de l'organe atteint d'hyperplasie.

Le travail inflammatoire s'établit d'ordinaire rapidement ; l'inflammation suppurative se montre autour des parties modifiées, l'eschare se ramollit et s'élimine généralement du huitième au dixième jour, laissant à sa plaie des trajets suppurants : c'est cette suppuration qui doit être employée pour l'obtention de la résolution. Les trajets suppurants tendent vers la cicatrisation, et sont comblés par un tissu cicatriciel qui agit sur le tissu utérin par une sorte de compression, en exprimant les liquides infiltrés dans son épaisseur, et amène ainsi la diminution du volume de l'organe en même temps qu'il rétrécit les vaisseaux et, par suite, rend impossible la stase sanguine.

Imprimées au tissu du col, ces modifications se propagent au tissu de la matrice. Il se produit une activité morbide qui, bien dirigée, donnera pour résultat et d'une manière graduelle, la résolution plus ou moins complète de l'inflammation dans tout l'organe. A la suite de la suppuration et de la formation du tissu cicatriciel, on observe les phénomènes suivants, dus précisément à cette modification subie par l'utérus et causée par l'ignipuncture : retour de l'utérus sur lui-même, suppression du catarrhe utérin, régularité des menstrues, etc. De plus, il se manifeste une réaction dans le système nerveux, et les douleurs lombaires qu'éprouvait la malade disparaissent rapidement après l'opération.

Manuel opératoire

Avant de pratiquer l'ignipuncture, il est bon de faire à la malade des pansements avec de la glycérine pure : ces pansements ont pour but de décongestionner l'organe malade et de faire disparaître les derniers symptômes d'inflammation péri-utérine, qui a dû être traitée auparavant, si elle existait.

Donc il faut, en premier lieu, combattre les complications inflammatoires ; en second lieu, disposer l'utérus à recevoir les pointes de feu. Et, comme nous l'avons dit tout à l'heure, la glycérine est un excellent moyen pour arriver à ce but. On introduit dans le vagin, à l'aide d'un spéculum, un tampou de charpie imbibée de glycérine pure à 30° Baumé; on le place sur le col et on le laisse à demeure environ 15 heures. La glycérine, dont le pouvoir osmotique est considérable, emprunte aux tissus enflammés environ 10 fois son volume de liquide. Continué pendant 15 à 20 jours, ce pansement diminue la congestion de l'utérus, et l'inflammation péri-utérine disparaît. Alors on peut sans crainte pratiquer l'ignipuncture. M. le Dr Gonzalès, à qui nous empruntons cette idée, dit avoir vu employer cette méthode par le Dr Chéron avec le plus grand succès.

Pour pratiquer l'opération, le chirurgien doit faire placer la femme comme pour l'examen au spéculum, c'est-à-dire, ou à genoux et le corps penché en avant, les membres inférieurs écartés l'un de l'autre ; ou couchée sur le dos, le bassin un peu relevé, les jambes fléchies sur les cuisses et les cuisses sur l'abdomen : nous préférons cette dernière position. On introduit alors le spéculum et l'on a soin de ne laisser que le col dans son aire ; car, si l'on cautérisait le vagin, on s'exposerait à une vaginite et à une péritonite par propagation.

On doit, autant que possible, employer un spéculum en bois, parce qu'un spéculum métallique s'échaufferait pendant la cautérisation ; cependant, comme dans l'ignipuncture pratiquée avec le cautère Paquelin, ou dans l'électropuncture, le rayonnement est faible, on pourra se servir, à défaut d'autres, d'un spéculum métallique.

Le col étant bien en vue, on l'essuie avec un tampon de coton ou d$_e$ charpie, pour le débarrasser des mucosités, puis l'on introduit le cautère.

M. le professeur Courty, que nous avons vu opérer à l'hôpital St-Éloi, se servait d'un petit cautère à boule, portant à son sommet une pointe affilée, longue de deux centimètres ; ce petit cautère est chauffé au moyen d'une lampe éolipyle. « Je ne connais rien de préférable à cette lampe, ni aux cautères qu'elle peut porter au rouge blanc, et je puis dire, dès à présent, qu'elle est préférable à la galvanocaustie, à l'électrolyse et même au thermo-cautère, dont je me plais à reconnaître les avantages. » Nous ne sommes pas autant enthousiaste du cautère à boule, et nous n'hésitons pas à lui préférer le thermo-cautère de Paquelin, que l'on peut porter au rouge blanc également, qui est plus portatif et qui est plus promptement chauffé au rouge pour la cautérisation.

Siredey est partisan du galvano-cautère, instrument aussi compliqué que peu transportable ; outre son prix élevé, il a le désavantage de se détraquer facilement, et l'on s'aperçoit, au moment de s'en servir, que l'appareil ne fonctionne pas.

Le cautère Paquelin est connu de tous ; nous ne le décrirons pas. Collin a construit pour cet instrument de petites pointes-cautères très-fines, presque filiformes, qui font que le thermo-cautère peut remplacer avantageusement le cautère à boule ; aussi n'hésitons-nous pas à lui donner la préférence.

Donc revenons à notre opération. Le col étant nettoyé, on prend de la main droite la pointe du thermo-cautère; qui doit être chauffé au rouge cerise ; on la porte rapidement sur le col, en la faisant pénétrer dans son épaisseur parallèlement à l'axe de sa cavité, et à une profondeur de 1 à 2 centimètres et demi. Suivant le but qu'on se propose, on retire aussitôt la pointe, ou bien on la laisse un moment en contact avec le tissu. On fait passer ensuite un courant d'eau froide sur le col, à l'aide d'un siphon.

Les gynécologistes ne sont pas d'accord sur le nombre des pointes ignées. Les uns veulent qu'on ne dépasse pas 4 ou 8, d'autres veulent que l'on arrive à 60 et même 80.

Prochownick (1), au congrès de Fribourg (1883), a conseillé la cautérisation punctiforme ; il est d'avis que l'on doit répéter les séances environ toutes les trois semaines : trois à cinq séances suffisent ordinairement. Voici d'ailleurs comment il s'exprime (2) : « La gravité de l'opération, et la position des malades ne permettant pas toujours d'arriver à l'excision ou à l'amputation du col, j'ai eu, il y a deux ans, l'idée du traitement suivant à appliquer aux femmes qui ne peuvent longtemps garder le repos au lit, pour diverses raisons:

(1) *The American Journal of obstetrics*, 1884.

(2) *Ignipuncture of the cervix uteri*, by L. Prochownick (*the American Journal of obstetrics*, 1884).

» A dix ou quatorze jours d'intervalle, c'est-à-dire deux ou trois fois pendant chaque période menstruelle, je fais ordinairement quatre ignipunctures: deux sur la partie antérieure, deux sur la partie postérieure du col, avec la pointe du galvano-cautère ou du thermo-cautère de Paquelin. Le premier de ces instruments est préférable dans les cas où l'on veut faire des cautérisations superficielles, l'autre dans les cas de cautérisations profondes. Avant et après chaque ignipuncture, je fais une irrigation antiseptique. Puis j'introduis dans la cavité vaginale un tampon qui do itrester jusqu'au soir. Après l'avoir fait reposer une demi-heure, je permets à la malade de vaquer à ses occupations ordinaires. La profondeur de chaque pointe de feu est d'un à deux centimètres. Le nombre total de toutes les opérations ne doit pas dépasser cinq ou six. La guérison des granulations demande environ deux à trois semaines. Le résultat de ce procédé a réussi au delà de mes espérances, ce qui m'a amené à m'abstenir de l'excision cunéiforme et de l'amputation du col, même dans les classes riches, et surtout dans les cas où l'hypertrophie était limitée à la portion vaginale.

«Nous sommes forcés de conclure que, par cette méthode, les vaisseaux sanguins et lymphatiques sont détruits dans la profondeur du tissu, aussi bien que les glandes et les follicules, et que leur destruction est suivie de l'atrophie des tissus conjonctif et musculaire. L'amélioration n'est pas immédiate ; au contraire, sous l'influence des pointes de feu, la portion vaginale se gonfle davantage, mais d'une manière passagère. Après la terminaison du processus inflammatoire, on peut être sûr d'avance que la rétraction de l'utérus continuera graduellement pendant plusieurs mois. Ce qui m'a conduit à généraliser ma méthode, c'est l'absence certaine de récidive. Sur 40 malades, pas une seule ; et, dans la moitié de ces cas, plus d'un an s'est écoulé depuis la fin du traitement. Je n'ai remarqué aucun résultat fâcheux. Au moment de l'ignipuncture, l'hémorrhagie menstruelle était peut-être un peu prolongée, mais elle se régularisait après. L'appareil instrumental est très-simple : deux pointes s'adaptant au thermo-cautère de Paquelin.»

Sans être tout à fait de l'avis de Prochownick, nous devons reconnaître qu'il a raison sur bien des points : nous reconnaissons comme lui

qu'il est préférable de se servir de l'ignipuncture pour obtenir la résolution du col hypertrophié, plutôt que de pratiquer l'excision ou l'amputation. Sur le nombre de pointes de feu, sur le nombre des séances,
sur l'intervalle qui doit les séparer, je ne trouve rien à redire; mais où
je me permets d'élever un doute timide, c'est lorsqu'il affirme que, pendant un an, 40 malades opérées par lui n'ont pas vu récidiver leur métrite. Étant donnée la nature de la maladie, sa chronicité résistant à
presque tous les traitements, qui ne produisent que rarement une légère
amélioration, comment croire (quoique fortement partisan de l'ignipuncture) qu'une seule séance de cautérisation punctiforme ait délivré un
si grand nombre de malades d'une affection à peu près incurable?
Quant à l'innocuité du traitement, rien n'est plus vrai, à condition tou-
tefois qu'on ne négligera pas de prendre les précautions que nous avons
indiquées.

Le docteur Olivier (1) se sert, lui aussi, du cautère Paquelin. « Il
faut enfoncer la pointe, dit-il, de 1/2 cent. à 1 1/2 cent.; jamais à plus
de trois. On fera trois ou quatre piqûres, quelquefois six ou huit ; jamais davantage. Les séances d'ignipuncture doivent être espacées de
trois semaines. Le nombre des séances varie suivant l'intensité des
lésions. Ces cautérisations déterminent une diminution notable du volume du col, amendent les troubles de la métrite, régularisent la menstruation et suppriment la **dysménorrhée**; elles ne sont pas dangereuses. »

Voici comment procède Schwarz : « Je brûle, écrit-il dans le *Cen-*
tralblatt für Gynækologie, sur chaque lèvre, au moyen d'un thermo-
cautère à lame large, un cône de 1 1/2 centimètre à 2 centimètres de
haut, d'autant de largeur, et de 1/2 à 1 centimètre d'épaisseur. » Comme
on le voit, il ne fait qu'un seul point de cautérisation dans le cas d'hypertrophie considérable : c'est ce qu'il appelle la cautérisation cunéiforme.

Malgré cela, d'après lui, au bout de quatre à six semaines, on constate que toute la surface externe du col est recouverte par sa muqueuse
normale.

(1) *De l'Emploi de l'ignipuncture dans la métrite parenchymateuse chronique*
1882.

Cette opération se fait en quelques minutes, sans aide, et n'éveille pas de fortes douleurs ; car, si la malade n'était pas prévenue, elle ne s'en apercevrait même pas.

Après la cautérisation, on saupoudre la portion opérée d'iodoforme et on met dans le vagin un tampon de gaze antiseptique. Ce tampon doit y être laissé jusqu'à l'apparition de l'écoulement de la suppuration, qui arrive six à huit jours après l'opération. On doit le renouveler à cette époque.

Généralement, je ne fais rester la malade que deux ou trois jours au lit. Je laisse partir les malades étrangères au bout de quatre ou six jours, en leur recommandant de faire des injections d'une solution faible de sublimé, jusqu'à la complète cicatrisation, qui a lieu au plus tard dans l'espace de quatre semaines.

L'élimination de l'eschare se fait habituellement dans la première huitaine. Les parties opérées se couvrent bientôt de bourgeons, qui poussent dans le fond de la plaie et sur ses parois.

Au début, je craignais que l'élimination des eschares et la guérison de la plaie profonde ne s'accompagnassent d'une forte suppuration et qu'elles n'exigeassent de l'organisme une plus forte dépense que l'opération sanglante elle-même. Cependant ces craintes n'ont pas été justifiées. L'emploi des moyens antiseptiques susmentionnés, tampon d'iodoforme, irrigation au sublimé, procurent une guérison rapide, sans forte suppuration.

Dans d'autres cas où l'hypertrophie n'est pas bien notable, je ne fais pas de brûlures cunéiformes; mais, au moyen d'un thermo-cautère effilé, je fais sur la portion cervicale un certain nombre de pointes de feu (deux ou trois sur chaque lèvre) de 1 à 1 1|2 centimètre de profondeur.

Ici, la guérison survient encore plus rapidement et sans suppuration notable. Après l'élimination des eschares, les parties brûlées se trouvent déjà presque complétement remplies. Ni pendant, ni après la cautérisation, ni même lors de l'élimination des eschares, je n'ai observé d'hémorrhagie. L'inflammation est d'une faible intensité et il n'y a point de rétraction cicatricielle de l'orifice cervical.

Je suis très-satisfait des résultats obtenus. Il y a eu toujours une amélioration notable et constante, et jamais d'aggravation.

Dans tous les cas, on obtient un allégement plus ou moins grand de l'utérus et la diminution de l'hyperémie. Dans un des cas où je n'ai pas procédé d'une manière assez énergique, j'ai dû répéter l'opération, après quoi j'ai obtenu la guérison.

Je voudrais que, lorsqu'il n'existe aucune contre-indication, on eût recours au thermo-cautère, comme à un moyen simple, facile et inoffensif, et qui donne cependant d'excellents résultats. » Nous sommes bien de l'avis du docteur allemand ; cependant nous nous permettrons de douter des résultats qu'il prétend avoir obtenus, après une seule séance d'ignipuncture.

Le nombre de fois qu'il faut pratiquer cette opération dépend de la marche de l'affection et de sa durée : plus l'affection est ancienne, plus on aura besoin de multiplier les séances d'ignipuncture.

Quant à l'intervalle à mettre entre chaque séance, nous croyons, avec le docteur Olivier et Prochownick, qu'un intervalle de vingt à vingt-cinq jours est nécessaire. Certains chirurgiens renouvellent l'opération aussitôt que les eschares sont tombées: ces cautérisations coup sur coup sont, croyons-nous, plus nuisibles qu'utiles ; elles fatiguent l'organe et retardent plutôt qu'elles ne hâtent la guérison.

Nous conseillons aussi le repos au lit pendant les trois jours qui suivent la séance, puis un repos relatif, c'est-à-dire éviter des fatigues qui pourraient être dangereuses.

Avant de finir, il me reste une dernière remarque à faire au sujet de la cautérisation cunéiforme de Schwarz dans le cas d'hypertrophie considérable du col. Pourquoi ne pas suivre le précepte d'Huguier, c'est-à-dire faire précéder l'ignipuncture de scarifications plus ou moins nombreuses, qui concourraient à hâter la décongestion ? Courty le conseille, et nous sommes pleinement de son avis.

On peut aussi prescrire de grands bains. Si l'on prend les précautions que nous avons indiquées avant et après l'opération de l'ignipuncture, on n'aura aucun accident grave à redouter, et l'on en retirera au contraire d'excellents résultats.

Observation première

Métrite parenchymateuse chronique. Ignipuncture. Aucun accident. Guérison
(Observation personnelle.)

La nommée Amélie X..., âgée de vint-cinq ans, domestique, se présenta le 8 décembre 1884, dans le cabinet de consultations du docteur Gerbaud. Cette fille avait été réglée de bonne heure ; en 1877 elle accoucha laborieusement d'un enfant mort-né. A la suite de cet accouchement, elle fut atteinte de métrite aiguë, qui fut traitée par M. le professeur Depaul, au moyen de cautérisations au nitrate d'argent, nous a-t-elle dit.

Au bout de quelque temps, elle sortit de l'hôpital complétement rétablie. Ses selles étaient régulières, et elle n'éprouvait aucune douleur dans les lombes ou dans les fosses iliaques.

En 1880 elle entra à l'hôpital St-Eloi, à Montpellier, où elle fut traitée pour un ictère catarrhal. Entrée le 7 juillet, elle en sortit le 17 décembre. Nous la perdîmes de vue pendant le laps de temps qui s'écoula entre sa sortie de l'hôpital et son deuxième accouchement, qui eut lieu au mois de novembre 1882. Elle mit au monde un enfant né avant terme, entre le sixième et le septième mois de la grossesse.

Rétablie assez rapidement, notre malade avait repris ses occupations et ses travaux assez pénibles (j'ai dit plus haut qu'elle était domestique), quand, vers la fin du mois de février 1883, elle fut prise de métrorrhagies répétées. Pleine de frayeur, elle alla consulter le docteur Gerbaud. Questionnée sur ce qu'elle éprouvait et sur les douleurs qu'elle avait ressenties, elle nous dit que, depuis sa fausse couche, elle était épuisée par de nombreuses pertes de sang. Nous pûmes même constater divers caillots, quelques pellicules et quelques membranes qui nous firent croire à un avortement. La malade se plaignait en outre de douleurs gravatives dans la fosse iliaque gauche ; ces douleurs s'irradiaient dans les lombes et s'augmentaient par la marche. Elle éprouvait une grande difficulté à s'asseoir et prenait, pour cet acte peu difficile et peu fatigant, de nombreuses précautions pour l'accomplir doucement. Elle était atteinte, de plus, de douleurs névralgiques siégeant dans tout le côté gauche de la tête, et se plaignait d'une grande lassitude dans tous ses membres.

Les bruits de souffle que nous entendîmes à l'auscultation vinrent confirmer l'existence d'une chloro-anémie avancée que nous avions constatée chez elle.

Nous procédâmes, avec le docteur Gerbaud, à l'examen de notre malade. Au début, nous constatâmes une leucorrhée abondante, dont la malade prétend être affligée depuis l'année 1877. Le liquide était muco-purulent et présentait une odeur repoussante. Au toucher, on sentait le cul-de-sac vaginal droit plus profond que le gauche ; le col était atteint d'induration et d'une légère hypertrophie ; la pulpe de l'index pouvait pénétrer dans le canal cervical. On remarque en même temps une constriction spasmodique du constricteur du vagin.

Le palper permet de sentir, immédiatement au-dessus et en arrière du pubis, le corps de l'utérus.

Au spéculum, on trouve un col gros, rouge violacé, dont la lèvre antérieure fait saillie. Çà et là on observe quelques taches jaunâtres ; on aperçoit quelques granulations et une légère ulcération sur la lèvre antérieure.

Le cathétérisme ne nous parut pas possible, à cause de l'existence des granulations que nous avions aperçues sur le col, et dont nous soupçonnâmes l'existence à l'intérieur du canal cervical.

On lui ordonne le repos au lit, de grands bains, des cataplasmes laudanisés sur le ventre.

1er mars. — Les douleurs abdominales sont calmées ; les pertes blanches sont moins abondantes. On touche l'ulcération avec de la teinture d'iode. Ce traitement est suivi pendant neuf jours. Comme l'état du col ne présentait aucune amélioration, le docteur Gerbaud se décida à pratiquer l'ignipuncture.

Le 24 mars, le docteur Gerbaud fait six piqûres peu profondes sur le col : pas de douleur ni d'écoulement de sang.

Le 23 mars, trois des eschares sont tombées ; le col est moins gros ; il a aussi meilleur aspect ; il est rouge vif.

Le 24 mars, la malade ne souffre plus du tout ; elle ne perd presque plus. L'ulcération de la lèvre antérieure ne disparaissant pas, le docteur Gerbaud la cautérise au nitrate d'argent.

Le 2 avril, l'ulcération est à peu près guérie.

Le 10 avril, toutes les eschares sont tombées, et les ulcérations résultant de leur chute sont cicatrisées.

Sur ces entrefaites, la malade a ses règles et en souffre beaucoup. A la fin de la menstruation, on fait six nouvelles piqûres le 19 avril.

Le 13 mai, on constate un écoulement purulent abondant ; les eschares sont tombées. Le col est moins gros.

La malade quitte Montpellier pour quelque temps ; nous ne la revoyons que deux mois après.

Quand elle revient à la consultation, la métrite chronique est complétement guérie ; la malade ne souffre plus, c'est à peine si une petite tache blanche marque les points où ont été fait les piqûres. La malade depuis a eu ses règles et n'a plus éprouvé aucune douleur durant toute la menstruation.

Observation II

Métrite parenchymateuse chronique. Ignipuncture. Guérison. (Obs. communiquée par M. le Dr Gerbaud, chef de clinique obstétricale.)

Mme R..., trente-six ans, se plaignait de souffrir des reins et du ventre depuis de longues années. Réglée à douze ans, la menstruation s'établit difficilement. Elle eut un premier acccouchement à l'âge de dix-huit ans : l'enfant ne vécut pas. Au bout de trois ans, à vingt-un ans, second accouchement : l'enfant, âgé aujourd'hui de quinze ans environ, est malingre et chétif. A la suite de cet accouchement, la malade ressentit comme une violente courbature, qui ne l'empêcha pas de vaquer à ses affaires.

Elle consulta un médecin, qui lui fit suivre un régime tonique et reconstituant, en même temps qu'un traitement local au perchlorure de fer probablement, d'après le dire de la malade. Comme les pertes blanches étaient très-abondantes, le même médecin lui avait ordonné des irrigations avec une décoction de feuilles de noyer, qui ont été inefficaces.

A l'époque où elle se présenta chez moi, le 22 mars, je constatai que le sang de ses règles (c'était le moment de ses menstrues), était roussâtre et tirant sur le blanc, signe de profonde anémie. Le toucher et l'examen au spéculum, pratiqués quelques jours après, le 27 mars, me révélèrent un col douloureux, hypertrophié, ectropionné ; un écoulement leucorrhéique abondant et quelques granulations sur le col induré.

L'hypertrophie était considérable. J'instituai le traitement général de la métrite chronique et j'ordonnai des injections vaginales tièdes.

Mme R... revint au bout d'un mois et demi ; le col était toujours très-gros, induré ; pas de diminution dans l'hypertrophie.

Le lendemain, 9 mai, je me rendis chez elle, et je fis sur le col six cautérisations punctiformes, quatre en avant, deux en arrière, d'une profondeur d'environ deux centimètres et demi. Quinze jours après, les eschares étant tombées, je pus constater une amélioration : le col rouge, légèrement diminué de volume ; la cicatrisation fut facilitée par des badigeonnages avec la teinture d'iode.

J'attendis quelque temps, afin de permettre aux tissus de se cicatriser, et le 5 juin je fis de nouveau six pointes de feu aussi profondes que les premières. A la fin de la deuxième semaine qui suivit l'opbration, l'examen de la malade me

montra un col presque normal. L'induration avait disparu ; l'écoulement leucorrhéique était presque nul.

Sur mon conseil cependant, Mme R... s'est décidée, au commencement du
mois dernier, à une nouvelle cautérisation. Cette fois, au lieu de six pointes
de feu, j'en ai fait huit, mais profondes à peine d'un centimètre, l'hyperplasie
du col étant moins considérable, et par suite l'action éliminatrice devant être
moindre.

Je n'ai jamais eu d'accidents à la suite de ces ignipunctures. Aujourd'hui,
25 juillet, ma malade est guérie : elle ne souffre plus. Elle a eu ses règles, et le
sang est assez coloré. La leucorrhée a disparu. Le col rouge est redevenu ferme
sans induration, et n'est nullement hypertrophié. J'ai conseillé à ma cliente une
saison de bains à Baréges.

Observation III

Métrite parenchymateuse chronique. Ignipuncture. Guérison. (Thèse de Caron. Obs.
résumée.)

La nommée Br..., âgée de vingt-huit ans, couturière, se présente à la clinique du docteur Gallard, à l'hôpital de la Pitié, le 5 janvier 1880. Mariée à vingt
ans; premier accouchement facile; second long et difficile; depuis, douleurs dans
le bas-ventre, les lombes, etc. Ces douleurs s'exaspèrent par la marche; le coït,
la défécation sont difficiles. Le col est gros, déformé ; la lèvre antérieure est proé-
minente ; les culs-de-sac sont libres ; le corps de l'utérus est en avant, appliqué
contre la face postérieure du pubis.

Trois piqûres sur la lèvre antérieure. Repos, grand bain.

Col. — Diamètre antéro-postérieur, 39 mm.
    —   transverse,   32 mm.

20 janvier. — Eschares tombées, laissant place à de petites ulcérations. Col
moins rouge ; suppuration abondante.

3 février. — Col moins gros.

Diamètre antéro-postérieur, 36 mm.
    —   transverse,   26 mm.

19 février. — Eschares tombées.

Diamètre antéro-postérieur, 30 mm.
    transverse,   25 mm.

11 mars. — La malade ne souffre plus, ne perd presque plus ; le col est pâle.

25 mars. — L'ulcération est guérie.

Diamètre antéro-postérieur, 27 mm.
— transverse, 25 mm.

Le 8 juillet, on fait de nouvelles piqûres ; le 25, toutes les eschares sont tombées, le col est pâle et la malade ne souffre plus.

Observation IV

Métrite parenchymateuse chronique. Ignipuncture. (Recueillie par M. Barbulée, interne des hôpitaux de Paris.)

La nommée Dull....., âgée de vingt-neuf ans, couturière, entre au mois de mars au service de M. Gallard, à l'hôpital de la Pitié. Réglée à treize ans. Santé bonne jusqu'à la quatrième grossesse ; depuis, douleurs dans l'hypogastre, mais sans irradiations vers les membres pelviens. Elle fit des injections de feuilles de noyer ; flueurs blanches abondantes. Entrée à l'hôpital le 18 mars 1880.

Utérus augmenté de volume, dépassant le pubis : on n'y perçoit pas de battement ; les ligaments larges ne présentent rien d'anormal ; col volumineux.

Toniques, bains alcalins ; irrigations froides prolongées. La malade, qui était affaiblie, pâle, dyspeptique, recouvre ses forces et son appétit.

Le col était toujours gros.

Avec la pointe du Paquelin, huit ou dix mouchetures, sur toute la surface du col, furent faites par M. Gallard. Quinze jours après, chaque point avait donné lieu à une eschare, qui, en s'éliminant, avait produit une ulcération.

Le col revint bientôt à son état normal.

Un mois après l'application des pointes de feu, c'est à peine si une légère cicatrice blanchâtre indiquait l'endroit où elles avaient été faites. Elle continua à prendre des douches et des bains.

Elle alla ensuite prendre des bains à Ostende. Plusieurs fois, depuis, elle est revenue dans le service de M. Gallard, et nous avons pu constater que la guérison s'est maintenue.

Observation V

Métrite parenchymateuse chronique. Ignipuncture. Guérison.
(Thèse de Caron. Obs. résumée.)

La nommée Ant... entre le 10 avril dans le service du Dr Gallard, à la Pitié. Agée de quarante-deux ans, elle souffre toujours de douleurs dans le ventre. Mal réglée depuis plusieurs années ; il y a trois mois qu'elle l'a été pour la dernière fois. Pesanteur dans le périnée. Marche difficile. Examen au toucher ; col gros, dur, non ulcéré. Dans le cul-de-sac postérieur, une tumeur séparée du col par un sillon, mais se continuant avec lui : c'est le corps en rétroflexion.

Au spéculum : col gros, pâle, dur ; un hystéromètre pénètre difficilement à 9 centimètres 1|2.

11 mai. Application de neuf pointes de feu sur le col ; repos au lit, injection émolliente ; cataplasmes sur le ventre.

6 juin. Les eschares étant tombées, ulcération rosée ; col moins dur, plus rouge, écoulement purulent assez abondant.

Le 25, on applique cinq pointes de feu.

20 juillet. Col diminué de volume, rouge.

20 septembre. Toutes les ulcérations sont cicatrisées, le col est petit, le corps est moins volumineux, la douleur et la pesanteur ont disparu, et la malade quitte le service.

Observation VI

Métrite parenchymateuse chronique. Ignipuncture. Amélioration. (Thèse de Gonzalès. Obs. résumée.)

M^m G...., trente-quatre ans, régulièrement réglée dès l'âge de quinze ans, mais avec de nombreuses pertes blanches. A eu un enfant il y a onze ans ; accouchement facile. Elle se plaint, depuis, de douleurs dans les reins, dans le ventre et devant les cuisses. Appétit capricieux, digestion lente et constipation continuelle. Maux de tête fréquents ; nerveuse et impressionnable ; battements de cœur en montant l'escalier, quelques douleurs rhumatismales de temps en temps. Sensation de pesanteur dans le bas-ventre, envies fréquentes d'uriner. Marche fatigante.

Examen local. — Col gros renversé en arrière, flottant sur le plancher. Ectropion de la lèvre antérieure du col et trace d'une ancienne ulcération. Orifice externe et canal cervical béants. On sent dans le cul-de-sac postérieur une masse dure, qui est le corps de l'utérus développé dans sa paroi postérieure et rétrofléchi.

Diagnostic. — Métrite parenchymateuse chronique. Rétroflexion.

4 février. — Ignipuncture du col, pansements glycérinés ; suppuration pendant deux mois, disparition des accidents ; utérus notablement diminué de volume et en grande partie redressé.

Outre ces observations, nous en avons lu un grand nombre d'autres rapportées par des docteurs américains et allemands qui toutes démontraient que l'ignipuncture donne d'heureux résultats dans le traitement de la métrite pa̅renchymateuse chronique.

Nous avons lu également dans les *Annales de gynécologie,* du mois de février 1882, le résumé d'un mémoire du docteur Ollivier sur l'emploi de l'ignipuncture dans la métrite chronique. Il relate quatre cas d'amélioration notable due à la cautérisation punctiforme.

Enfin M. le professeur agrégé Chalot nous a affirmé qu'il employait dans sa clientèle ce mode de cautérisation, et qu'il en avait obtenu d'excellents effets.

C'est en nous basant sur toutes ces observations et en nous inspirant des écrits des gynécologistes qui ont traité la question, que nous avons tiré les conclusions suivantes :

CONCLUSIONS

La métrite chronique parenchymateuse est une affection qui présente, comme nous l'avons dit plus haut en traitant de la symptomalogie, deux périodes bien distinctes : 1° période de congestion ; 2° période d'induration. On ne doit faire de cautérisation punctiforme qu'à la fin de la première et pendant la seconde période.

L'abstention est de rigueur quand à la métrite vient se joindre une phlegmasie péri-utérine ou une ovarite, ou encore lorsqu'il y a grossesse.

Dans ce dernier cas, on pourrait opérer cependant jusqu'à la fin du sixième mois.

On doit en même temps combattre toutes les complications qui sur viennent, telles que l'antéflexion, la rétroflexion, la déchirure du col, etc., et cela avant de pratiquer l'ignipuncture.

Cette opération est simple, inoffensive, et ne doit, quand elle est faite opportunément, jamais provoquer d'accidents à la suite de son application.

On doit employer de préférence le cautère Paquelin, pour faire de trois en trois semaines des pointes de feu au nombre de quatre, six, huit, rarement davantage, profondes de 1 à 3 centimètres. Les piqûres doivent être pratiquées parallèlement à l'axe de la cavité cervicale, et ne doivent jamais intéresser cette cavité.

Les principaux résultats obtenus par les pointes de feu sont les suivants : diminution et disparition rapide de la névralgie lombo-sacrée ; changement de coloration du col, qui reprend la teinte normale ; diminution du volume de l'organe ; régularisation de la fonction menstruelle, dans le cas où elle est troublée.

En résumé, l'on peut dire que le traitement de la métrite chronique par l'ignipuncture donne : guérison quelquefois, amélioration toujours .

INDEX BIBLIOGRAPHIQUE

Apostoli.— A New Method of uterine faradization. (Americ. Journ. of obstetrics, sept. 1884.)

Aran. — Leçons cliniques sur les maladies de l'utérus. Paris, 1858.

Arnsztein. — Traitement de la métrite chronique. (Semaine médicale allemande, n° 16.)

Bennet. — Traité pratique de l'inflammation de l'utérus, traduit par Peter. Paris, 1864.

Blanchard. — Cautérisation de la cavité de l'utérus dans la métrite chronique. (Thèse de Paris, 1873.)

Boda. — Traitement de la métrite parenchymateuse chronique, étudié surtout au point de vue de la cautérisation électrique. (Th. de Paris, 1875.)

Caron. — Traitement de la métrite parenchymateuse chronique, étudié surtout au point de vue de l'ignipuncture. (Thèse de Paris, 1881.)

Courty. — Traité pratique des maladies de l'utérus. Paris, 1881.

Courty. — De l'Ignipuncture du col utérin dans le traitement de la métrite chronique. (Association française pour l'avancement des sciences. Session de Clermont-Ferrand, 1876.)

Couétoux.— Le Massage et les Courants induits dans un cas de métrite parenchymateuse. (Gazette des hôpitaux, 9 février 1884.)

Dufraisse(Jules). —Traitement de la métrite chronique par les saignées locales. (Th. de Paris, 1881.)

Gaillard (Thomas). — Traité clinique des maladies des femmes. Traduit par Lutaud. Paris, 1879.

Gallard. — Leçons cliniques sur les maladies des femmes. Paris, 1877.

Gonzalès. — Indications et contre-indications de l'ignipuncture du col de l'utérus. (Th. de Paris, 1884.)

Herman. — Hypertrophy of cervix uteri occurring in two sisters. (Mod. Times and Gaz., vol. I, 1881.)

Huguier. — Hystérotomie. Paris, 1865.

Klob. — Diseases of women.

Jobert (de Lamballe). — Mémoire sur la cautérisation. Paris, 1833.

Larrey. — Clinique chirurgicale.

Ludlam. — Maladies des femmes.

Lucas-Championnière.— Lymphatiques utérins. (Annales de tocologie, 1875.)

Martineau. — Leçons sur les affections de l'utérus et de ses annexes. Paris.

Nœggerath. — New-York med. Record, n° 92.

Nonat. — Traité pratique des maladies de l'utérus. Paris, 1860.

Ollivier. — De l'Emploi de l'ignipuncture dans la métrite parenchymateuse chronique. (Annales de gynécologie, février 1882.)

Prochownick (L.). — (Archiv für Gynækologie, 1884.)

Id.   — Ignipuncture of the cervix uteri. (The American Journal of obstetrics, 1884.)

Rollet. — Du Traitement de la métrite chronique par la cautérisation au fer rouge, 1873.

Rouget. — Recherches sur les organes érectiles de la femme.

Scanzoni.— Traité pratique des maladies des organes sexuels de la femme. Traduit par Doret. Paris, 1858.

De Sinéty. — Manuel pratique de gynécologie. Paris, 1879.

Schwarz.— Der Thermokauter in der Behandlung der Metritis chronica. (Centralblatt für gynækologie, Juli 1885.)

Terrillon. — De la Métrite parenchymateuse chronique. (Progrès médical, 21 juin 1884.)

Tenneson. — Traitement local de la métrite chronique. (Société médicale des hôpitaux de Paris, 9 juillet 1884.)

Trapenard. — De l'Ignipuncture. 1873.

Compte rendu de la séance du 12 mars 1884 de la Société espagnole de gynécologie. (Annales de gynécologie.)

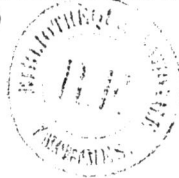

www.ingramcontent.com/pod-product-compliance
Lightning Source LLC
Chambersburg PA
CBHW071751240925
PP17089400001B/7